ChaChaCha Questions & Answers
for Latin American Professional Examintions
ISTD 협회 자격증 시험에 관한 질문과 해답
▷ 차차차 ◁

Student, Associate, Licentiate and Fellow
스튜던트, 어소시에이트, 라이센시에이트와 펠로우

Devised by Elizabeth Romain
(Fellow and Examiner
& Grand Member of the Imperial Society of Teachers of Dancing)
지음 / 엘리자베스 로메인 (영국 황실 무용 교사 협회 고문 & 펠로우)
옮김 / 김 재 호

본 Questions & Answers 시리즈는
영국 DSI (Dance Sport International)와 정음미디어 간의
라이센스 계약에 의해서 발간되고 있습니다.
본 시리즈에 대한 한국 내 모든 권리는
정음미디어/DSI Korea에 있습니다.

All right reserved by JyungEum Co. in Korea

FOREWORD IMPORTANT - PLEASE READ

How to use your "Questions & Answers" book -

You will undoubtedly be working for your Examination under the watchful eye of an experienced teacher, who will be guiding you in your studies and methods of presentation. When you have covered the Syllabus and are fairly confident in the technical analysis of each figure, take this book and go through the questions systematically, not peeping at the answer of course, until you have made an attempt at answering the questions yourself. A tape recorder is a useful asset in this respect; record your answer and then play it back, comparing it with that given in this book. Alternatively you may be lucky enough to have a member of the family or a friend who will hold the book for you and ask the questions.

The questions are all of the type that have been by Examiner in the examination room and will give you a good idea of how the examination is conducted. If you know your technique thoroughly they will cause no problem.

The questions are applicate to all levels, for example, candidates for Licentiate and Fellow must be prepared to answer questions from the Student Teacher and Associate work. Questions from the higher grade of examination entered will not be asked.

Always remember the Examiner is endeavoring to find out how much you know, and is not trying to trick you, and be conversant with the Syllabus of the Association concerned. Most Associations have adopted the ISTD Technique.

Good luck in your examination.

ELIZABETH ROMAIN

서문

"질문과 해답" 이 책을 사용하는 방법 -

 여러분의 확실한 시험공부를 위해, 경험 많은 선생님의 주의 깊은 안내로 학습 방법과 시험방법을 소개해 주실 겁니다. 여러분이 교과과정 전체를 파악하고 각 피겨의 기술적인 분석까지 확신을 가질 때, 각 과정의 답을 엿보지 않고 스스로의 질문에 대답할 수 있도록 체계적으로 질문을 검토하세요. 이점에 있어서는 녹음기가 유용하게 이용될 것입니다; 자신의 대답을 녹음한 후, 이 책에 주어진 해답과 비교하며 다시 들어 보세요. 이외의 다른 방법으로 친구나 가족에게 책을 주고, 여러분에게 질문을 하게 하는 것도 좋은 방법입니다.
 이 책의 질문들은 시험장에서 시험관이 하는 모든 형태의 질문들입니다. 그러므로 여러분은 시험이 어떻게 진행되는지를 알게 될 것입니다. 만약 여러분이 기술을 완전히 알고 있다면 별 문제는 없을 겁니다.
 질문은 모든 수준에 적용됩니다. 예를 들면, 라이센시에이트와 펠로우에 응시하는 수험생은 스투던트 티쳐와 어소시에이트 수준의 질문에도 대답할 준비를 해야 합니다.
 시험관은 당신이 얼마나 많은 것을 알고 있는지를 파악하려고 노력합니다. 그리고, 여러분을 함정에 빠뜨리려고 하지 않으며, 관련된 협회 교과과정에 친숙해 있어야 합니다. 대부분의 협회는 ISTD 기술을 채택하고 있습니다.
 당신의 시험에 행운이 깃들길...

엘리자베스 로메인

번역을 마치고

이 책의 질문과 대답 하나 하나에는 수 십 년 동안의 춤에
대한 경험과 노하우가 스며들어 있다.
ISTD 교과서를 공부 할 때,
또 ISTD 지도자 자격시험을 볼 때,
아니면 댄스스포츠의 이론에 대한 궁금증을 풀려고 할 때,
이 책은 여러분 곁에서 친절하게 도와줄
댄스 스포츠의 최고의 고수다.
어려운 여건에서도 댄스스포츠를 체계적으로
공부하려고 하는 무도인들을 위해서
이 책의 발간을 결정하신
정음통상 임정배 사장님께 감사드립니다.
그리고, 이 책의 번역을 도와준
부산 배지영 선생님, 대구 영남 대학교 이정옥님께도
감사드립니다.

2006년 12월

김 재 호

CONTENTS

제 1 장 STUDENT - TEACHER 스튜던트 - 티쳐   10

제 2 장 ASSOCIATE 어소시에이트   29

제 3 장 LICENTIATE 라이센시에이트   41

제 4 장 FELLOW 펠로우   67

ABBREVIATIONS USED IN THIS BOOK
이 책에 사용된 약어

St	Student-Teacher 스투턴트-티쳐
A	Associate 어소시에이트
L	Licentiate 라이센시에이트
F	Fellow 펠로우
L	Left 왼쪽
R	Right 오른쪽
LF	Left Foot 왼발
RF	Right Foot 오른발
CBMP	Contra Body Movement Position 콘트라 바디 무브먼트 포지션

Professional Candidates
프로페셔널 수험생

Note: It is better not to use abbreviations verbally unless language difficulties are experienced.
주의: 영어가 어렵다고 느껴지지 않는다면 말로 할 때는 약어를 사용하지 않는 것이 더 좋다.

제 1 장 STUDENT – TEACHER
스튜던트 – 티처

Q.1 Give the time and tempo of Cha Cha Cha music

Cha Cha Cha music is played in 4/4 time(4 beats to a bar or measure of music). It should be played at a speed of 30 bars per minute although slight deviations are acceptable.

Q.1 차차차 음악의 박자와 속도를 말하라.

차차차 음악은 4/4박이다.(한 소절 혹은 한 마디에 4박자) 약간의 차이가 있을 수 있지만, 분당 30소절의 속도로 연주된다.

Q.2 Where does the musical accent occur?

One the first beat of each bar; There is a percussive accent on the 4th beat

Q.2 음악적 악센트는 어디에서 발생하는가?

각 소절의 첫 박자에 있다. 4번째 박자에 타악기 악센트가 있다.

Q.3 Give the beat value of each step when dancing 1-5 of a Closed Basic Movement

1-1 beat ; 2-1 beat ; 3-1/2 beat ; 4-1/2 beat ; 5-1 beat

Q.3   클로즈드 베이직 무브먼트의 스텝 1-5를 출 때 각 스텝의 박자 값을 말하시오.
스텝 1-1박자 ; 스텝 2-1박자 ; 스텝 3-1/2박자 ; 스텝 4-1/2박자 ; 스텝 5-1박자.

Q.4   **When you start to dance do you immediately take the first step on beat 2?**
No. Although the first step of a figure is taken on the 2nd beat of music, the dance is commenced with the hips already moving on the counts of "4 and 1"

Q.4   춤을 시작할 때, 두 번째 박자에서 첫 번째 스텝을 즉시 하는가?
아뇨. - 피겨의 첫 번째 스텝을 음악의 2번째 박자에서 한다 할지라도 춤은 "4 and 1" 카운트에서 이미 힙을 움직이면서 시작한다.

Q.5.   **How would you achieve this?**
Normally by taking a preliminary step to the side or by changing the weight to the opposite foot on beats 4.1. (Another popular method is to start the dance with a chasse counting "4 and 1")

Q.5 어떻게 이 동작을 하는가?
　　　보통 4.1박자에서 예비 스텝을 옆으로 하거나 체중을 반대발로 이동하면서 이 동작을 할 수 있다.(또 널리 알려진 다른 방법은 카운트 "4 and 1"에 샤세를 하면서 춤을 시작한다.)

Q.6 **Is the knee and hip action used on forward or backwards steps danced on beats 2.3 similar to that used in the Rumba?**
Yes, because the tempo is faster it is completed fractionally later on a forward step taken on beat 2 when followed by a backward step, or on a backward step taken on beat 2 when followed by a forward step.

Q.6 2번째와 3번째 박자에서 앞으로 또는 뒤로 가는 스텝을 할 때 사용되는 무릎과 힙 동작은 룸바에서 사용되는 것과 비슷한가?
네. 음악의 속도가 더 빠르기 때문에, 앞으로 딛는 스텝 다음에 뒤로 놓는 스텝이 올 때 또는 뒤로 놓는 스텝 다음에 앞으로 내딛는 스텝이 올 때 무릎과 힙 동작은 부분적으로 세분해서 완성된다.

Q.7 Can you give a useful way of counting these steps?

It is helpful to count "2 and a", completing the action during the last part of the beat when counting "a"

Q.7 이러한 스텝을 카운트 하는데 유용한 방법을 말해보시오.

"2 and a"로 카운트 하는 것이 도움이 된다. 박자의 끝부분을 하는 동안에 "a"를 카운트 할 때 이 동작을 완성한다.

Q.8 Name the different types of chasses or alternatives to the chasses in Cha Cha Cha

Side chasse to R or L ; Compact chasse commenced with either foot ; RF or LF Forward Lock ; RF or LF Backward Lock ; Forward or Backward Runs(L: Ronde chasse ; Twist chasse ; Slip chasse ; Another alternative to the Compact chasse danced on 3-5 of Alemana or Hockey Stick, man may dance a small step to side LF, transfer weight to RF and close LF to RF ; F: Runaway chasse)

Q.8 차차차 샤세의 여러 가지 형태나 변형 샤세의 이름을 말해보시오.

오른쪽이나 왼쪽 사이드 샤세 ; 어느 쪽 발로 시작할 수 있는 컴팩 샤세 ; 오른발 또는 왼발 포워드 락 ; 오른발 또는 왼발 백워드 락 ; 포워드 또는 백워드 런 ; (L: 론데 샤세, 트위스트 샤세, 슬립 샤세, 알레마나 하키스틱의 스텝 3-5에서 추는 컴팩 샤세의 다른 변형동작, 이 동작을 하는 방법은 남자가 작은 보폭으로 왼발 옆으로, 다음 오른발에 체중이동, 그 다음 왼발을 오른발에 모은다. F: 런어웨이 샤세)

Q.9 Describe a chasse to Side, commencing with LF

LF to side, small step, commencing straighten knee (Count "4") ; Move RF towards LF(or close RF to LF), knee slight relaxed(Count "and") ; LF to side, knees straight and hips to left (Count "1")

Q.9 왼발로 시작하는 샤세 투 사이드를 설명하시오.

작은 보폭으로 왼발을 옆으로 놓고 무릎을 펴기 시작한다.(카운트 "4"). 무릎을 조금 부드럽게 하며 오른발을 왼발 쪽으로 이동(또는 오른발을 왼발에 모은다)(카운트 "and"). 왼발을 옆으로 놓고, 무릎은 쭉 펴고 힙은 왼쪽으로(카운트 "1").

Q.10 **Give the** footwork **on a** Side chasse
Ball flat on each step

Q.10 **사이드 샤세의 풋워크를 말하시오.**
매 스텝마다 볼 플랫.

Q.11 **Is the beat value on a** Cha Cha Cha chasse **the same as a** Jive chasse?
No. The Cha Cha Cha chasse is 1/2 beat, 1/2 beat, 1 beat. The Jive chasse is 3/4 beat, 1/4 beat, 1 beat

Q.11 **차차차 샤세의 박자 값은 자이브 샤세와 같은가?**
아뇨. 차차차 샤세는 1/2박자, 1/2박자, 1박자이고. 자이브 샤세는 3/4박자, 1/4박자, 1박자이다.

Q.12 **Describe a RF Forward Lock**
RF forward, small step, R knee straight, Ball flat (Count "4") ; LF behind RF, Cuban Cross, hips central, Toe (Count "and") ; RF forward, having moved it slightly rightwards, knees straight, Ball flat (Count "1"). (Be prepared to describe in detail any of the chasses within your syllabus)

Q.12 오른발 포워드 락을 설명하시오.

작은 보폭으로 오른발을 앞으로 딛는다, 이때, 오른쪽 무릎은 편다. 풋워크는 볼 플랫.(카운트 "4"). 왼발을 오른발 뒤로 큐반 크로스한다. 이 때, 힙은 중앙에 위치하고 풋워크는 토(카운트 "and"). 먼저 오른발을 조금 오른쪽으로 이동한 후 앞으로 내딛는다. 이 때, 무릎은 쭉 펴며 풋워크는 볼 플랫(카운트 "1"). (여러분의 교과 과정 내에 있는 어떤 샤세라고 자세히 설명할 수 있도록 준비하시오.)

Q.13 Where would you use the Forward or Backward Runs?

They are part of the figure the "There and Back". Backward Runs may be used in place of 3-5 of Open Basic, and Forward Runs in place of 8-10.(L: Forward Runs may be used in place of the Forward Lock on 8-10 of Hockey Stick or Spiral when ended in Left Side Position, or in place of the Forward Locks in the chasse.)(F: They are part of the Sweetheart)

Q.13 어디에서 포워드 런이나 백워드 런을 사용하는가?

"데어 앤 백" 피겨에서 부분 스텝으로 사용된다. 백워드 런은 오픈 베이직의 스텝 3-5 대신에 사용할 수 있고, 포워드 런은 스텝 8-10 대신에 사용할 수 있다. (L: 레프트 사이드 포지션으로 끝나는 스파이럴이나 하키스틱의 스텝 8-10에서 포워드 락 대신 포워드 런을 사용할 수 있다. 또는 포워드 락 대신에 사용할 수도 있다.) (F: 스윗허트에서 사용한다.)

Q.14 When following the Closed Basic Movement with a New York to Left Side Position, how much turn is made on the last chasse?

Man turns 1/8 R, leading Lady to turn 1/8 L, thus achieving Open Counter Promenade Position

Q.14 클로즈드 베이직 무브먼트 다음에 뉴욕 투 레프트 사이드 포지션할 때, 마지막 샤세에서 이루어지는 턴 양은 얼마인가?

남자는 여자가 왼쪽으로 1/8턴을 하도록 리드하고 자신은 오른쪽으로 1/8턴을 하여 오픈 카운트 프럼나드 포지션을 취한다.

Q.15 What is the difference between a Spot Turn and a Switch Turn?

A Spot Turn is two forward steps and a chasse to side. On a Switch Turn the first step is taken forward in line with the other foot then turn is made quickly to end with the foot back. This is followed with a weight transference to the front foot and a chasse to side

Q.15 스팟 턴과 스위치 턴 사이의 차이점은 무엇인가?

스팟 턴은 두 번의 포워드 스텝과 사이드 샤세를 한다. 스위치 턴은 첫 번째 스텝을 다른 발과 일직선상에 앞으로 딛고 재빨리 턴을 하여 발이 뒤에 놓인 상태로 끝낸다. 체중을 앞발로 옮기고 그 다음 옆으로 샤세를 한다.

Q.16 What does the Man dance while leading Lady into the Underarm Turn to Left?

1-5 of a Closed Basic Movement, making no turn

Q.16 여자가 언더 암 턴 투 레프트를 할 때 남자는 무엇을 추는가?

턴 없이 클로즈드 베이직 무브먼트의 스텝 1-5를 한다.

Q.17 If the Underarm Turn to Left is commenced in Open Counter Promenade Position what differences occur?

The Man would take the first step of his Closed Basic Movement forward towards Lady's L side ; he would turn 1/8 L over steps 3-5

Q.17 언더 암 턴 투 레프트를 오픈 카운트 프롬나드 포지션에서 시작한다면 어떤 차이점이 발생하는가?

남자가 클로즈드 베이직 무브먼트의 첫 스텝을 여자의 왼쪽 옆으로 내 딛는다. ; 남자는 스텝 3-5에서 왼쪽으로 1/8턴을 한다.

Q.18 Give the Lady's foot positions on the L Side Shoulder to Shoulder

1-RF back ; 2-Transfer weight to LF towards Man's L side ; 3-5- RF to side to chasse RLR. End with RF to side and slightly back. (Reminder: Give the timing of "2.3.4and1" in place of the step numbers if preferred)

Q.18 레프트 사이드 숄더 투 숄더에서 여자의 풋 포지션을 말하시오.

스텝 1-오른발 뒤로. ; 스텝 2-남자의 왼쪽 옆에 있는 왼발로 체중이동 ; 스텝 3-5-오른발을 옆으로 디디면서 샤세(오른발, 왼발, 오른발)를 한다. 오른발을 옆으로 그리고 조금 뒤로 한 상태로 끝낸다.(주의: 좋아한다면, 스텝 번호 대신에 타이밍 "2.3.4and1"을 말한다.)

Q.19 Which holds may be used for the Shoulder to Shoulder?

Normal hold or no hold. (A,L&F: When danced from Open Position following a Hockey Stick L to R, no hold or Double Hand Hold may be used)

Q.19 숄더 투 숄더에 어떤 홀드가 사용되는가?

정상 홀드 또는 노우 홀드. (A,L&F: 하키스틱에 이어서 오픈 포지션에서 출 때는 왼손-오른손 홀드, 노우 홀드, 더블 핸드 홀드가 사용된다.)

Q.20 How much turn is made over 3-5 of a Shoulder to Shoulder?

Normally 1/4. 1/8 is made if ending square to partner

Q.20 **숄더 투 숄더의 스텝 3-5에서 턴 양은 얼마인가?**
보통 1/4턴, 만약에 파트너와 정면으로 마주보고 끝난다면 1/8턴을 한다.

Q.21 **Dance a precede and a follow to the Hand to Hand to Left Side Position, first as Man, then as Lady**
(Remember there are several Precedes and follows. The Student is only required to know one, the Associate two, and Licentiate and Fellow three where applicable. Choose one of your own preference)

Q.21 **핸드 투 핸드 레프트 사이드 포지션 선행 피겨와 후행 피겨를 처음에는 남자로 그 다음에는 여자로 추시오.**
(몇 가지의 선행 피겨와 후행 피겨가 있다는 것을 기억하시오. 스투던트-티쳐 응시자는 한 가지만 알면 되고 어소시에이트 응시자는 두 개, 라이센시에이트와 펠로우 응시자는 세 개를 알아야 한다. 당신이 좋아하는 피겨 중에 하나를 선택하시오.)

Q.22 In the Rumba there is an alternative hold for the Hand to Hand. Is this also applicable in Cha Cha Cha?

Yes. Either hold may be used

Q.22 룸바의 핸드 투 핸드에는 변형 홀드 방법이 있다. 이것이 차차차에서도 적용될 수 있는가?

네. 두 가지 방법 중 어느 것이든지 사용할 수 있다.

Q.23 What are the Three Cha Cha Cha?

Three Forward or Backward Locks danced progressively in one direction

Q.23 쓰리 차차차는 무엇인가?

한 방향으로 진행하면서 추는 쓰리 포워드 락이나 쓰리 백워드 락이다.

Q.24 How are they counted?

"4 and 1.2 and 3.4 and 1"

Q.24 쓰리 차차차는 어떻게 카운트를 하는가?

"포 앤 완, 투 앤 쓰리, 포 앤 완"

Q.25　In which positions may the Three Cha Cha Cha be danced?

Closed Position. (A, L&F: Open Position with normal hold, L to R hand Hold, low Double Hand Hold, or no held. They may also be danced Forward in Right or Left Side Position). All levels: An alternating 'contra' hand hold may be used on each Lock (Pat-a-cake)

Q.25　쓰리 차차차는 어떤 자세로 추는가?

클로즈드 포지션으로 춘다. (A, L&F: 정상 홀드, 왼손-오른손 홀드, 낮은 더블 핸드 홀드, 또는 노 홀드의 오픈 포지션. 라이트 사이드 포지션이나 레프트 사이드 포지션에서 앞으로 진행하면서 출 수도 있다). 모든 수준에서: 변형 동작인 '콘트라' 핸드 홀드는 각각 락에서 사용될 수 있다. (팻-어-케익)

Q.26　May turn be made when dancing the Three Cha Cha Chas Forward in Right or Left Side Position?

Yes, a slight turn towards partner may be used on the first and third Locks, using a slight turn away from partner on the second Lock

Q.26 **라이트 또는 레프트 사이드 포지션에서 쓰리 차차차**를 앞으로 진행하며 출 때 턴을 할 수 있는가?

네. 첫 번째와 세 번째 락에서 파트너 쪽으로 약간의 턴을 한다. 그리고 두 번째 락에서는 파트너와 약간 떨어지도록 턴을 한다.

Q.27 **Is the last chasse always danced as a** Forward Lock?

No, it is danced as a Side chasse if turning square to partner

Q.27 마지막 샤세는 항상 **포워드 락**으로 추는가?

아뇨. 파트너 쪽으로 1/4턴을 한다면 사이드 샤세를 춘다.

Q.28 **Dance, first as Man, then as Lady, the** New York to Left Side Position, **the** Side Step to Left **commenced with RF, then the** Side Step to Left **commenced with LF and the** Underarm Turn to Right

(Remember to call the rhythmic count and show carefully, not forgetting to raise the arm, as Man and

Lady, on the Underarm Turn)

Q.28 처음에는 남자로 그 다음은 여자로 뉴욕 투 레프트 사이드 포지션, 오른발로 시작하는 사이드 스텝 투 레프트, 그 다음 왼발로 시작하는 사이드 스텝 투 레프트 그리고 언더 암 턴 투 라이트를 이어서 추시오.
(언더 암 턴에서 남자와 여자가 팔을 올리는 것을 잊지 말고 리듬믹하게 카운트를 말하고, 조심스럽게 보여 주는 것을 잊지 마시오.)

Q.29 How many bars of music were used on this amalgamation?
Four bars (measures)

Q.29 이 아말가메이션에서 사용된 음악은 몇 소절인가?
4소절 (마디)

☼ 참고 : 아말가메이션(amalgamation)이란?
몇 개의 피겨를 이어서 추는 것을 말한다. 루틴(Routine)은 몇 개의 아말가메이션이 모여서 하나의 작품이 되는 것이다.

Q.30 **As Man, describe the** Forward and Back

Commence in Closed Position. Close LF to RF(2). Replace weight to RF(3). Lead Lady back then release hold, and dance three small steps back LRL(4&1). RF back(2). Transfer weight to LF(3). Three small steps forward towards partner RLR(4&1). Regain normal hold

Q.30 남자로 포워드 앤 백을 기술 하시오.

클로즈드 포지션에서 시작한다. 왼발을 오른발에 모은다(2). 체중을 오른발에 리플레스한다(3). 여자를 리드하여 뒤로 보내면서 홀드를 푼다. 그리고 작은 보폭으로 세 번 뒤로 간다.(왼발, 오른발, 왼발)(4&1). 오른발을 뒤로 놓는다.(2). 체중을 왼발에 옮긴다.(3). 파트너 쪽으로 작은 보폭으로 세 번 앞으로 걷는다. (오른발 왼발 오른발)(4&1). 정상 홀드로 다시 돌아간다.

Q.31 **Give the** foot positions **for a** Left Foot Time Step

1-LF behind RF (Cuban Cross) ; 2-Replace weight RF ; 3-5-LF to side to chasse LRL. (**Note** *"replace"* on step 2, not *"transfer"*)

Q.31 왼발 타임 스텝의 풋 포지션을 말하시오.
　　스텝 1-왼발을 오른발 뒤로(큐반 크로스) ; 스텝 2-체중을 오른발에 리플레스한다 ; 스텝 3-5-왼발을 옆으로 디디면서 샤세(왼발 오른발 왼발)를 한다. (**주의** 스텝 2에서 체중을 "옮기지" 않고 체중을 "리플레스" 한다.)

Q.32 In what position are the Time Steps danced?
　　Closed Position. No hold. (A, L&F: Open Position. No hold)

Q.32 어떤 자세에서 타임 스텝을 추는가?
　　클로즈드 포지션에서 노 홀드로 춘다. (A, L&F: 노 홀드, 오픈 포지션에서 춘다.)

Q.33 Give a typical amalgamation of Time Steps and Spot or Switch Turns
(This example, given in your book, is good, but you may have other ideas). Both Man and Lady dance two Time Steps, man starting with LF, Lady RF, then Man dances a Spot or Switch Turn to R while Lady dances a RF Time Step. Man then dances a RF Time Step, while Lady "accepts the challenge" and dances a Spot or Switch Turn to R

Q.33 타임 스텝과 스팟 턴 혹은 스위치 턴의 전형적인 아말가메이션을 말하시오.

(이 책에 주어진 예는 좋은 것이지만, 여러분은 다른 아이디어를 가지고 있어야 한다.) 남자와 여자 모두 타임 스텝을 두 번 춘다. 남자는 왼발로 시작하고 여자는 오른발로 시작한다. 그 다음 남자가 오른쪽으로 스팟 턴이나 스위치 턴을 추는 동안 여자는 오른발 타임 스텝을 춘다. 그리고 남자가 오른발 타임 스텝을 추는 동안 여자는 "남자의 도전을 받아들여" 남자가 했던 스팟 턴이나 스위치 턴을 오른쪽으로 춘다.

Q.34 Is there any physical lead on this amalgamation?
No, the lead is purely visual

Q.34 이 아말가메이션에서 피지컬 리드가 있는가?
아뇨. 리드는 순수한 비쥬얼이다.

제 2 장 ASSOCIATE
어소시에이트

Q.35 What type of figures would you teach to your social dancers?

(Any of the figures in the Student Teacher syllabus are suitable, as they are all "normal opposite" for Man and Lady. Usually it is best to avoid figures like the Fan, Alemana, Hockey Stick etc. especially in class work)

Q.35 사교댄서들에게 어떤 형태의 피겨를 가르칠 것인가?

(스투던트-티쳐 과정에 있는 어떤 피겨들도 알맞다. 왜냐하면 이 피겨들은 남녀 스텝이 방향만 다르기 때문이다. 팬, 알레마나, 하키스틱 등과 같은 피겨는 특히 수업에서는 피하는 것이 가장 좋다.)

> ☼ 참고 : **사교 댄서란?**
> 춤을 취미로 추는 사람을 말한다.

Q.36 As Man give the foot positions for the Fan

1-LF forward ; 2-Transfer weight to RF ; 3-5-LF to side and slightly back to chasse LRL ; 6-RF back ; 7-Transfer weight to LF ; 8-10-RF to side to chasse RLR. End in Fan Position

Q.36　**더 팬**의 남자 스텝 **풋 포지션**을 말하시오.
　　　스텝 1-왼발을 앞으로 딛는다 ; 스텝 2-오른발에 체중을 옮긴다 ; 스텝 3-5-왼발을 옆으로 그리고 조금 뒤로 놓으면서 샤세(왼발 오른발 왼발)를 춘다 ; 스텝 6-오른발을 뒤로 ; 스텝 7-왼발에 체중을 옮긴다 ; 스텝 8-10-오른발을 옆으로 놓으면서 샤세(오른발 왼발 오른발)를 춘다. 그리고 팬 포지션으로 끝낸다.

Q.37　**What do you do with the left arm on step 6?**
　　　It is lowered to left side at waist level

Q.37　스텝 6에서 왼팔은 어떻게 하는가?
　　　왼쪽 옆구리 높이로 낮춘다.

Q.38　**Now give the Lady's amount of turn on the Fan**
1/8 to L over 2-5 ; 1/8 to L on 7, 1/8 to L on the Backward Lock

Q.38　**팬**에서 여자의 턴 양을 말하시오.
　　　스텝 2-5에서 왼쪽으로 1/8턴 ; 스텝 7에서 왼쪽으로 1/8턴, 백워드 락을 하면서 왼쪽으로 1/8턴을 한다.

Q.39 Give two commencing positions for the Alemana
Fan Position and Open Position

Q.39 알레마나를 시작하는 두 가지 시작 포지션을 말하라.
팬 포지션과 오픈 포지션'

Q.40 Give three finishing foot positions for the Alemana
1- Both Man and Lady may end side to side
2- Both end diagonally forward in Open Counter Promenade Position
3- Lady ends forward towards Man's R side

Q.40 알레마나의 3개의 마무리 스텝의 풋 포지션을 말하시오.
1- 남자와 여자 모두 옆으로 나란히 끝낸다.
2- 남자와 여자 모두 오픈 카운터 프롬나드 포지션에서 다이아거널리 포워드 방향으로 끝낸다.
3- 여자가 남자의 오른쪽 옆을 향해 끝낸다.

Q.41　When leading Lady towards his R side, what differences occur for the Man?

He will move his L foot slightly leftwards on 7 to make room for the Lady to step forward towards his R side and turn his body slightly to R on 8

Q.41　여자를 남자의 오른쪽 옆으로 리드할 때, 남자에게 어떤 차이점이 발생하나?

스텝 7에서 남자는 왼발을 약간 왼쪽으로 움직여 여자가 남자의 오른쪽 옆으로 나올 수 있도록 공간을 만들어 준다. 남자는 스텝 8에서 오른쪽으로 몸을 약간 돌린다.

Q.42　What is the Lady's foot position on the first step of the Forward Lock danced on steps 8-10?

LF forward in line with RF

Q.42　스텝 8-10에서 추는 포워드 락의 첫 번째 스텝의 여자의 풋 포지션은 무엇인가?

오른발의 일직선상에 왼발을 앞으로 딛는다.

Q.43 What may follow the Alemana **when the Lady ends towards Man's R side?**

Natural Opening Out Movement or Closed Hip Twist. (L&F: Spiral or Rope Spinning)

Q.43 알레마나에서 여자가 남자의 오른쪽 옆으로 끝났을 때, 후행 피겨는 무엇인가?

내츄럴 오프닝 아웃 무브먼트나 클로즈드 힙 트위스트. (L&F: 스파이럴이나 로프 스피닝)

Q.44 Dance, as Lady, the Hockey Stick **ended in Open Counter Promenade**

(Remember to show the extra 1/4 turn to left on RF towards the end of 7, using a loosely crossed spiral action, then take step 8 diagonally forward to chasse in Open Counter Promenade Position. Also remember for Associate you will not be required to explain the spiral action and it is not necessarily expected below Gold medallist level in tests. Nevertheless it looks smarter and neater to show it)

Q.44 여자로 오픈 카운트 프롬나드로 끝나는 하키스틱을 추시오.

스텝 7의 끝에서 느슨하게 교차되는 스파이럴 동작을 사용해서 오른발을 축으로 왼쪽으로 1/4턴을 더하는 것을 보여 주는 것을 잊지 마시오. 그 다음 스텝 8을 다이아거널리 포워드 방향으로 내디디면서 샤세를 하여 오픈 카운트 프롬나드 포지션으로 끝낸다. 어쇼시에이트 응시자에게는 스파이럴 동작을 설명하라고 요구하지는 않는다. 골드메달 이하의 테스트에서도 마찬가지다. 그럼에도 불구하고 그 동작을 보여 주면 멋있고 깨끗하게 보인다.

Q.45 When dancing the Natural Top is it necessary for Man to lower his right heel on each step?

No, he need not fully lower the right heel on the Cuban Cross steps, namely, 1,3,5,7,9,11 and 13

Q.45 내츄럴 탑을 출 때, 남자가 매 스텝마다 오른발 힐을 로워할 필요가 있는가?

아뇨, 남자는 쿠반 크로스 스텝, 즉 스텝 1,3,5,7,9,11,13 에서는 오른발 힐를 완전히 로워할 필요는 없다.

Q.46 If the right heel is lowered on these steps is it lowered early or late?

Late, It should not lower until the LF commences to move for the next step

Q.46 만약 오른발 힐을 이 스텝에서 모두 내린다면 일찍 내려야 하는가? 아니면 늦게 내려야 하는가?

늦게. 왼발이 다음 스텝을 하기 위해 움직이기 시작할 때 비로써 로워해야 한다.

Q.47 What type of steps are danced on steps 1, 7 and 11?

They are Pressed Backward Walks

Q.47 스텝 1, 7 그리고 11에서 어떤 형태의 스텝을 춰야 하는가?

프레스트 백워드 워크이다.

Q.48 How much turn is made on the Natural Top?

Up to three complete turns may be made

Q.48 내츄럴 탑에서 턴 양은 얼마인가?
완전한 3회전 까지 턴 할 수 있다.

Q.49 Is it necessary to dance 15 steps of the Natural Top?
No, five steps may be danced, namely 11-15. (L&F: 10 steps may also be used, to follow with 6-10 of Hockey Stick)

Q.49 내츄럴 탑의 15개 스텝을 모두 출 필요가 있는가?
아뇨. 5개 스텝, 즉 스텝 11-15까지 출 수 있다. (L&F: 10개의 스텝이 또한 사용될 수 있고, 이어서 하키 스틱의 스텝 6-10을 할 수 있다.)

Q.50 What may follow the Natural Opening Out Movement?
6-10 of Closed or Open Basic Movement ; Underarm Turn to Right ; 6-10 of Fan (L&F: Reverse Top)

Q.50 내츄럴 오프닝 아웃 무브먼트의 후행피겨는 무엇인가?
클로즈드나 오픈 베이직 무브먼트의 스텝 6-10 ; 언더암 턴 투 라이트 ; 팬의 스텝 6-10 (L&F: 리버스 탑)

Q.51 **How does the Man lead step 1 of the** Natural Opening Out Movement?

He will increase the tone in his left arm and lower it to right at chest level. At the same time turn body slightly to right and widen right arm to right side, retain the hold

Q.51 **내츄럴 오프닝 아웃 무브먼트의 스텝 1을 어떻게 리드하는가?**

왼팔에 톤을 증가시키고, 왼팔을 오른쪽으로 가슴높이까지 낮춘다. 동시에 몸을 약간 오른쪽으로 돌리고 오른팔을 오른쪽 옆으로 넓히면서 홀드를 유지한다.

Q.52 **How does he lead step 6 of the** Closed Hip Twist?

Towards the end of the preceding beat he will lower his left arm to a Promenade Shape then take his left arm to left side

Q.52 **클로즈드 힙 트위스트의 스텝 6을 어떻게 리드하는가?**

이전 박자의 끝에 왼팔을 낮추고 프롬나드 쉐이프를 한다. 그 다음 왼팔을 왼쪽 옆으로 가져온다.

Q.53 Does the Man turn on the Closed Hip Twist?
When ended in Fan Position there is no actual turn. He will make a slight body turn to right on step 1, a very slight body turn to left on 3-5. On step 6 continue to turn body to left to its normal position

Q.53 클로즈드 힙 트위스트에서 남자가 턴을 하는가?
팬 포지션으로 끝났을 때 실제적인 턴은 없다. 남자는 스텝 1에서 몸을 오른쪽으로 살짝 돌리고, 스텝 3-5에서 몸을 아주 조금 왼쪽으로 돌린다. 스텝 6에서 몸을 왼쪽으로 계속 돌리며 정상적인 위치로 온다.

Q.54 In Rumba the Lady dances a Pressed Forward Walk on step 3 of the Closed Hip Twist. Does she do this in Cha Cha Cha?
Step 3 is similar to a Pressed Forward Walk but because it is only taking 1/2 beat of music the heel will not lower and the knee remains flexed. Step 5 is a normal Pressed Forward Walk

Q.54 룸바에서 여자는 클로즈드 힙 트위스트의 스텝 3에서 프레스트 포워드 워크를 한다. 차차차에서도 이렇게 추는가?

스텝 3은 프레스트 포워드 워크와 비슷하지만, 1/2 박자 값만 가지기 때문에 힐을 로워하지 못하고 무릎만 약간 구부러진 상태를 유지한다. 스텝 5에서 정상적인 프레스트 포워드 워크를 한다.

Q.55 A compact chasse is normally danced by Man on 3-5 of Alemana or Hockey Stick. Is there an alternative?

Yes, Man may dance a small step to side on LF, transfer weight to RF and close LF to RF

Q.55 알레마나 하키스틱의 스텝 3-5에서 남자는 일반적으로 컴팩 샤세를 한다. 다른 변형동작이 있는가?

네. 남자는 왼발을 작은 보폭으로 옆으로 놓고 체중을 오른발로 이동한다. 그리고 왼발을 오른발에 모은다.

제 3 장 LICENTIATE
라이센시에이트

Q.56 **Do you know a more advanced method for the Man's steps 3-5 of** Alemana **or** Hockey Stick?

Yes, he may dance a Ronde chasse

Q.56 **알레마나나 하키스틱의 남자 스텝 3-5에 있어서 좀 더 고급단계의 방법을 알고 있는가?**

네. 론데 샤세를 할 수도 있다.

Q.57 **When he dances the** Ronde chasse **in this manner does it change his foot position of the third step?**

Yes, he will close LF to RF on the last step of the Ronde chasse

Q.57 **이 방법으로 남자가 론데 샤세할 때, 세 번째 스텝에서 남자의 풋 포지션에 변화가 생기는가?**

네. 론데 샤세의 마지막 스텝에서 남자가 왼발을 오른발에 모은다.

Q.58 Give the foot positions of the Ronde chasse together with the use knees and hips

1- Towards the end of the preceding beat of music circle LF outwards with toe in contact with the floor, then place LF behind RF (Cuban Cross), hips central
2- RF forward and slightly to side, small step. Commence to straighten R knee, hips slightly to right (count "and")
3- LF to side, knees straight, hips to left (count "1")

Q.58 론데 샤세의 풋 포지션과 함께 무릎과 힙의 사용에 대해 말하시오.

스텝 1- 이전 박자의 마지막에 왼발 토를 마루에 접촉시킨 상태로 바깥쪽으로 원을 그리면서 오른발 뒤로 놓는다(큐반 크로스). 이때 힙은 중앙에 위치한다.

스텝 2- 오른발을 작은 보폭으로 앞으로 그리고 조금 옆으로 디디면서 오른쪽 무릎을 펴기 시작한다. 이때, 힙은 약간 오른쪽으로 보낸다(카운트 "and").

스텝 3- 왼발을 옆으로 놓고 무릎은 펴고 힙은 왼쪽으로(카운트 "1").

Q.59 As Man dance the Fan using the Twist chasse on 8-10

(Remember to show accurately with the correct use of knees and hips)

Q.59 남자로 스텝 8-10에서 트위스트 샤세를 사용하여 팬을 추시오.

(무릎과 힙을 올바르게 사용해서 정확하게 보여주는 것을 잊지 마시오.)

Q.60 Where is the Slip chasse used?

It is used by the Man on steps 3-5 of the Open Hip Twist, or in place of the normal 3-5 of Alemana, Hockey Stick or Closed Hip Twist. (F: In place of 3-5 of Turkish Towel or Sweetheart)

Q.60 슬립 샤세는 어디에서 사용되는가?

오픈 힙 트위스트의 남자 스텝 3-5에서, 또는 알레마나, 하키스틱 또는 클로즈드 힙 트위스트의 정상 스텝 3-5 대신에 사용한다. (F: 터키쉬 타올이나 스윗허트의 스텝 3-5 대신 사용한다.)

Q.61　Describe a Left Foot Time Step, using Guapacha timing

Commence with feet apart, weight on RF. Hold position with weight on RF(2) ; LF behind RF, toe slightly turned out, Ball of foot(a) ; Replace weight to RF(3) ; LF to side to chasse LRL(4&1)

Q.61　와파차 타이밍을 사용하는 왼발 타임 스텝을 설명하시오.

두 발을 벌린 채 오른발에 체중을 싣고 시작한다. 오른발에 체중을 싣고 그 자세를 그대로 유지한다(2). ; 왼발을 오른발 뒤로 놓고 발가락은 살짝 턴 아웃하며 풋 워크는 볼 플랫(a). ; 오른발로 체중을 리플레스한다.(3). ; 왼발을 옆으로 놓으면서 샤세(왼발, 오른발, 왼발)를 한다. (4&1).

Q.62　Give the beat value of each step

　　　Hold position for 3/4 beat for the count of "2", then 1/4.1.1/2.1/2.1

Q.62　각 스텝의 박자 값을 말하시오.

　　　카운트 "2"의 3/4박자동안 그 자세를 그대로 유지, 그 다음 1/4, 1, 1/2, 1/2, 1박자.

Q.63 Name figures other than the Time Steps which are suited to Guapacha timing

New York ; Cross Basic (F: 1-10 of Fan development)

Q.63 타임 스텝을 제외하고 와파차 타이밍을 사용하기에 알맞은 피겨 이름을 말하시오.

뉴욕 ; 크로스 베이직(F: 팬 디벨롭먼트의 스텝 1-10).

Q.64 Does the Man dance a normal length step on 6 of the Open Hip Twist?

No, it is a small step

Q.64 오픈 힙 트위스트의 스텝 6에서 남자는 정상적인 보폭으로 스텝을 하는가?

아뇨. 작은 보폭으로 스텝을 한다.

Q.65 Give the Lady's amount of turn on the Open Hip Twist

No turn on steps 1-5 ; 1/4 to R on 6 ; 1/8 L, then a further 1/2, body turns less on 7 ; body completes turn over steps 8-10

Q.65 **오픈 힙 트위스트에서 여자의 턴 양을 말하시오.**
　　　스텝 1-5에서 턴을 하지 않는다 ; 스텝 6에서 오른쪽으로 1/4턴 ; 스텝 7에서 왼쪽으로 1/8턴을 하고 난 뒤 1/2턴을 더 도는데 이때 몸은 덜 돈다 ; 스텝 8-10에서 몸을 완전히 턴 한다.

Q.66 **Is there any change in the Lady's amount of turn when the Open Hip Twist is ended in Open Position?**
No, the Man adjusts by turning an extra 1/4 to his L over 7-10 (3/8 altogether)

Q.66 **오픈 힙 트위스트가 오픈 포지션에서 끝날 때 여자의 턴 양에 변화가 생기는가?**
아뇨. 남자가 스텝 7-10에 자신의 왼쪽으로 1/4턴을 더 돌면서 맞춘다. (전체적으로 3/8턴을 한다.)

Q.67 **When the Open Hip Twist is ended in Open Counter Promenade Position what differences occur?**
The Man will still turn 1/8 to L over 7-10 but will take the chasse diagonally forward, having overturned the Lady.

Q.67 오픈 힙 트위스트가 오픈 카운트 프롬나드 포지션에서 끝날 때, 어떤 차이점이 발생하는가?
남자가 스텝 7-10에서 왼쪽으로 1/8턴을 하는 것은 같다. 그러나 여자를 오버 턴 시킨 후 다이아거널리 포워드 방향으로 샤세를 한다.

Q.68 When ending the Open Hip Twist in Contact Position what are the foot positions for Man and Lady on the last chasse (steps 8-10)?
The Man's chasse is taken to side and slightly forward. The Lady dances her chasse with LF behind RF as in a Cuban Cross position

Q.68 오픈 힙 트위스트가 컨택 포지션으로 끝날 때, 마지막 샤세에서 남자와 여자의 풋 포지션은 무엇인가(스텝 8-10)?
남자의 샤세는 옆으로 그리고 조금 앞으로 하고, 여자는 큐반 크로스 자세에서처럼 왼발을 오른발 뒤로 하면서 샤세를 한다.

Q.69 Are the Lady's steps of the Reverse Top the same as in Rumba?

The steps danced on beats 2.3 are the same but the chasses have different foot positions

Q.69 리버스 탑의 여자 스텝은 룸바에서와 같은가?

카운트 2와 3의 스텝은 같지만, 샤세는 다른 풋 포지션을 하게 된다.

Q.70 What are the foot positions on these chasses?

The first chasse is LF back, toe turned out, to chasse LRL. The second chasse is RF back and slightly to side to chasse RLR. The third chasse is the same as the first

Q.70 이 샤세에서 풋 포지션은 무엇인가?

첫 번째 샤세는 왼발을 뒤로 놓으면서 토 턴 아웃한다. 그리고 샤세(왼발 오른발 왼발)를 한다. 두 번째 샤세는 오른발을 뒤로 그리고 조금 옆으로 놓으면서 샤세(오른발 왼발 오른발)를 한다. 세 번째 샤세는 첫 번째 샤세와 같다.

Q.71 **What do the Man and Lady dance on 3-5 the Natural Opening Out Movement preceding the Reverse Top?**
Man places LF in front of RF(Cuban Cross) to chasse LRL, turning 1/8 L. Lady turns an additional 1/8 L over 3-5 to end with RF back and slightly to side. They end in Contact Position

Q.71 **리버스 탑을 하기 이전에 내츄럴 오프닝 아웃 무브먼트의 스텝 3-5에서 남자와 여자는 어떤 춤을 추는가?**
남자는 왼쪽으로 1/8턴을 하고 왼발을 오른발 앞으로 디디면서(큐반 크로스) 샤세(왼발, 오른발, 왼발)를 한다. 여자는 스텝 3-5에서 왼쪽으로 1/8턴을 더 돌고 오른발을 뒤로 그리고 조금 옆으로 놓고 끝낸다. 남자와 여자는 컨택 포지션으로 끝난다.

Q.72 **Give three follows to steps 1-10 of the Reverse Top**
Opening Out from Reverse Top ; Aida ; lead Lady to spiral under arm on step 10, then continue into 6-10 of the Spiral

Q.72 리버스 탑의 스텝 1-10 다음 후행 피겨 세 가지
를 말하시오.

오프닝 아웃 프럼 리버스 탑 ; 아이다 ; 스텝 10에서 팔
밑에서 여자가 스파이럴을 하도록 리드한 후 계속해서
스파이럴 스텝 6-10을 한다.

Q.73 Give the Man's foot positions for the Opening Out from Reverse Top

RF to side and slightly forward(2) ; LF in front of RF(Cuban Cross(3) ; RF to side to chasse RLR(4&1). End in Fan Position.(Give step numbers if preferred)

Q.73 오프닝 아웃 프럼 리버스 탑의 남자 풋 포지션
을 말하시오.

오른발을 옆으로 그리고 조금 앞으로 놓는다(2). ; 왼발
을 오른발 앞으로 큐반 크로스 한다(3). ; 오른발을 옆으
로 놓으면서 샤세(오른발 왼발 오른발)를 한다(4&1). 팬
포지션으로 끝난다. (좋아한다면 카운트 대신 스텝 번
호를 말하시오.)

Q.74 When dancing step 4 is there anything special to remember?

Yes. Move LF towards the instep of RF, toe turned out

Q.74 스텝 4를 출 때 특별히 기억해야 할 것이 있는가?
네. 왼발을 오른발 발등 쪽으로 움직이고, 토 턴 아웃한다.

Q.75 Dance, as Lady, steps 1-5 of the Curl into the Aida, giving her foot positions and amount of turn on the Aida when danced from this position
1-LF forward, turning 1/8 L ; 2-RF forward in line with LF to end RF back in Left Side Position(1/2 turn to L) ; 3-5-Backward Lock in Left Side Position, no turn

Q.75 아이다의 여자의 풋 포지션과 턴 양을 말하면서, 여자로 컬의 스텝 1-5를 추고 이어서 아이다를 추시오.
스텝 1-왼쪽으로 1/8턴을 하면서 왼발을 앞으로 딛는다. ; 스텝 2-왼발의 일직선상에 오른발을 앞으로 디디면서 왼쪽으로 1/2턴을 하여 레프트 사이드 포지션에서 오른발을 뒤로 하고 끝낸다. ; 스텝 3-5-레프트 사이드 포지션에서 턴 없이 백워드 락을 한다.

Q.76 Name the finishing positions for the Spiral
Fan Position, Open Position, Open Counter Promenade Position, Contact Position, Left side Position

Q.76 스파이럴의 마무리 포지션의 이름을 말하시오.

팬 포지션, 오픈 포지션, 오픈 카운트 프롬나드 포지션, 컨택 포지션, 레프트 사이드 포지션이 있다.

Q.77 Explain how you would dance the Spiral ended in Left Side Position

Man makes no turn over 7-10, leading Lady to overturn on step 7, lowering L arm and taking it slightly forward. Lady turns an extra 1/8 L using a loosely crossed spiral action. Both dance a Forward Lock or Forward Runs on 8-10

Q.77 레프트 사이드 포지션으로 끝나는 스파이럴을 어떻게 추는지 설명하시오.

남자는 스텝 7-10에서 턴 하지 않는다, 스텝 7에서 여자를 리드하여 오버 턴시키고 왼팔을 내리면서 조금 앞으로 한다. 여자는 느슨하게 교차하는 스파이럴 동작을 사용하여 왼쪽으로 1/8턴을 더 돈다. 남자와 여자 모두 스텝 8-10에서 포워드 락이나 포워드 런을 한다.

Q.78 What type of chasses are used on the Rope Spining(steps 3-5 and 8-10)?

The Man dances Compact chasses and the Lady dances Forward Locks

Q.78 로프 스피닝에는 어떤 종류의 샤세가 사용되는가(스텝 3-5와 스텝 8-10에서)?

남자는 컴팩 샤세를 하고, 여자는 포워드 락을 한다.

Q.79 Give the Man's foot positions on the Cross Basic.

(Reminder: Show accurately. Give step numbers or count - the count is given here).

Cross LF in front of RF, toe turned out(2) ; RF back, having moved it slightly rightwards(3) ; LF to side and slightly forward to chasse LRL(4&1) ; Cross RF behind LF, toe turned out(2) ; LF forward, having moved it slightly leftwards(3) ; RF to side and slightly back, to chasse RLR(4&1)

Q.79 크로스 베이직에서 남자의 풋 포지션을 말하시오.

(명심할 것: 스텝 번호나 카운트를 말하시오. 정확하게 보여주시오. - 여기서는 카운트로 한다.)

왼발을 오른발 앞에 교차하면서 토 턴 아웃 한다(2). ; 오른발을 약간 오른쪽으로 움직인 후 뒤로 놓는다(3). ; 왼발을 옆으로 그리고 조금 앞으로 놓으면서 샤세(왼발 오른발 왼발)를 한다(4&1). ; 오른발을 왼발 뒤로 교차하면서 토 턴 아웃 한다(2). ; 왼발을 약간 왼쪽으로 움직인 후 앞쪽으로 딛는다(3). ; 오른발을 옆으로 그리고 조금 뒤로 놓으면서 샤세(오른발 왼발 오른발)를 한다. (4&1)

Q.80　**Are the** crossing steps **"Cuban Crosses"** ?
　　　No. In this figure the ankles are crossed

Q.80　**크로싱 스텝**이 **"큐반 크로스"** 인가?
　　　아뇨. 이 피겨에서는 발목을 교차시킨다.

Q.81　**Is the R** heel lowered **on step 6?**
　　　No, it is danced on ball of foot, although the heel will lower towards the floor

Q.81　스텝 6에서 오른발 **힐**을 **로워**하는가?
　　　아뇨. 비록 힐이 마루 쪽으로 낮아진다 할지라도 볼로 춘다.

Q.82 Is there anything special to remember about the footwork on steps 1 and 6?

Yes. Pressure should be retained into the ball of the foot as it is moved towards the crossed position

Q.82 스텝 1과 6의 풋워크에 대해 기억해야 할 특별한 것이 있는가?

네. 발이 교차되는 위치로 움직일 때, 반드시 볼로 마루를 누르는 압력이 유지되어야 한다.

Q.83 What is the inclination of the body on the Cross Basic?

The body is inclined slightly L on steps 1 and 2, and R on 6 and 7(Lady normal opposite)

Q.83 크로스 베이직에서 몸의 기울기는 어떠한가?

스텝 1과 스텝 2에서 몸은 약간 왼쪽으로 기울이고, 스텝 6와 스텝 7에서 오른쪽으로 기울인다. (여자는 남자와 반대로 한다)

Q.84 What is the foot position on the preceding step to the Cross Basic?

It is RF side and slightly back (Lady LF side and slightly forward)

Q.84 크로스 베이직의 선행 피겨의 마지막 스텝의
       풋 포지션은 무엇인가?

오른발을 옆으로 그리고 조금 뒤로 놓는다. (여자는 왼발을 옆으로 그리고 조금 앞으로)

Q.85 Is there anything else the Man should do to facilitate the lead into the cross?

Yes, the Man should incline his body slightly to L

Q.85 크로스의 리드를 편리하게 하기 위한 이 밖에
       다른 것이 있나요?

네. 남자는 몸을 약간 왼쪽으로 기울여야 한다.

Q.86 When not following with another Cross Basic, is the foot pattern of the second chasse changed in any way?

Yes - it will be danced to side

Q.86 크로스 베이직을 한 후 또 다시 크로스 베이직
       이 이어지지 않을 때, 두 번째 샤세의 발 패턴이 어떤 방식으로 변하는가?

변한다. 옆으로 춘다.

Q.87 **Can you end the Cross Basic in other positions?**
Yes. On the last chasse the Lady may be lead to Fan Position, Open Position or Open Counter Promenade Position, adjusting the turn accordingly

Q.87 **크로스 베이직을 다른 포지션으로 끝낼 수 있는가?**
있다. 마지막 샤세에서 턴 양을 조절하여 여자가 팬 포지션, 오픈 포지션 또는 오픈 카운트 프롬나드 포지션으로 리드를 받을 수도 있다.

Q.88 **When dancing the Underarm Turn to R following steps 1-5 of the Cross Basic, does the Man continue to turn to L?**
Yes. He continues to turn to L, thus lessening the Lady's turn to R. It also continues the rotation

Q.88 **크로스 베이직의 스텝 1-5 다음에 오른쪽으로 언더 암 턴을 할 때, 남자는 왼쪽으로 계속 도는가?**
네. 남자는 왼쪽으로 계속 돈다. 따라서 여자의 오른쪽 턴을 줄여야 한다. 또한 이것은 회전을 계속시킨다.

Q.89 Give the foot positions on a LF Cuban Break
　　　The commencing position and hold will depend on the preceding figure. LF forward and across, toe turned out, small step(2) ; Replace weight to RF(&) ; LF to side(3) ; Replace weight to RF(&) ; Now repeat the first three steps LRL(4&1)

Q.89 왼발 큐반 브레이크에서 풋 포지션을 말하시오.
　　　시작 자세와 홀드는 이전 피겨에 따라 다르다. 작은 보폭으로 왼발을 앞으로 교차해서 디디면서 토 턴 아웃한다.(2) ; 체중을 오른발로 리플레스한다.(&) ; 왼발을 옆으로 놓는다.(3) ; 체중을 오른발에 리플레스한다.(&) ; 처음 세 스텝(왼발 오른발 왼발)을 반복한다(4&1)

Q.90 Is every step "ball flat" ?
　　　No. The steps danced on the "and" counts are danced on the ball of the foot

Q.90 모든 스텝이 "볼 플랫"인가?
　　　아뇨. "앤" 카운트에서 추는 스텝은 볼로 춘다.

Q.91 What is a Split Cuban Break?
It is steps 1-3 of the Cuban Break commenced with L or RF, counted "2 and 3", followed by 1-3 of the Cuban Break commenced with the other foot, counted "4&1"

Q.91 스플릿 큐반 브레이크가 무엇인가?
왼발이나 오른발로 시작하는 큐반 브레이크의 스텝 1-3이다. 카운트는 "투앤쓰리"로 한다. 그 다음 다른 발로 시작하는 큐반 브레이크의 스텝 1-3을 한다. 카운트는 "포앤완"으로 한다.

Q.92 In which position may the Cuban Break be danced?
Closed or Open Position without hold. Also Open Promenade Position, Open Counter Promenade Position, Right or Left Side Position

Q.92 큐반 브레이크는 어떤 포지션에서 출 수 있는가?
홀드 없이 클로즈드나 오픈 포지션. 오픈 프롬나드 포지션, 오픈 카운트 프롬나드 포지션, 라이트 사이드 포지션이나 레프트 사이드 포지션.

Q.93 Give an example of an amalgamation dancing the Cuban Break facing each other without hold

(There are many amalgamations. The following is a good example)

Man dances a LF Cuban Break while the Lady dances a RF Time Step or 1-5 of a Closed Basic Movement ; The Man then dances a RF Cuban Break while the Lady accepts the "challenge" and dances the LF Cuban Break ; Man then dances a Spot or Switch Turn to R while Lady dances a RF Cuban Break ; Man then dances a RF Time Step or 6-10 of a Closed Basic Movement while the Lady dances a Spot or Switch Turn to R

Q.93 홀드 없이 서로 마주보면서 큐반 브레이크를 추는 아말가메이션의 예를 말하시오.

(많은 아말가메이션들이 있다. 다음은 아주 좋은 예이다.) 여자가 오른발 타임 스텝이나 클로즈드 베이직 무브먼트의 스텝 1-5를 추는 동안 남자는 왼발 큐반 브레이크를 춘다. ; 그 다음 남자가 오른발 큐반 브레이크를 하는 동안 여자는 남자의 "도전"을 받아들여 왼발 큐반 브레이크를 한다. ; 그 다음 남자가 오른쪽으로 스팟 턴이나 스위치 턴을 하는 동안 여자는 오른발 큐반 브레이크를 한다. ; 다음 남자가 오른발 타임 스텝이나 클로즈드 베이직 무브먼트의 스텝 6-10을 하는 동안 여자는 오른쪽으로 스팟 턴이나 스위치 턴을 한다.

Q.94 May the Split Cuban Break **be danced with hold?**

Yes, it may be used in any of the positions previously mentioned

Q.94 스플릿 큐반 브레이크는 홀드하고 출 수 있는가?

있다. 이전에 언급했던 자세 중 어떤 것에서도 사용할 수 있다.

Q.95 Explain a popular way of dancing the Split Cuban Break**s from** Open Promenade Position **or** Open Counter Promenade Position

They may be danced with a Change of Hands as in the New York

Q.95 오픈 프롬나드 포지션이나 오픈 카운트 프롬나드 포지션에서 스플릿 큐반 브레이크를 추는데 있어 인기 있는 방법을 설명하시오.

뉴욕에서처럼 손 바꾸기를 하면서 출 수 있다.

Q.96 Is there a more advanced way of dancing this?

Yes. More turn could be made as if dancing

the New York with quick timing, using only one step to side in place of the chasse

Q.96 이것을 추는 좀 더 고급스러운 방법이 있는가?
있다. 샤세 대신 한 스텝만을 옆으로 놓으면서 빠른 박자로 뉴욕을 추는 것처럼 좀 더 턴을 할 수 있다.

Q.97 Now give an eight bar amalgamation including Cuban Break danced in Left Side Position
(Again there are many ways of amalgamating figures. The example given is extremely popular).
Dance a Fan and Hockey Stick. ending the Hockey Stick in Left Side Position, then dance a LF Cuban Break(Lady RF), followed by a RF Cuban Break(Lady LF). Follow this with a New York started in Left Side Position and a Spot or Switch Turn to L (Lady to R)

Q.97 레프트 사이드 포지션에서 추는 큐반 브레이크를 포함하는 8소절짜리 아말가메이션을 말하시오.
(다시 말하지만, 피겨를 아말가메이션으로 짜는 방법은 많이 있다. 여기 주어진 예는 대단히 인기 있는 방법이다.)

먼저, 팬과 하키스틱을 춘다. 이때 하키스틱을 레프트 사이드 포지션으로 끝내고, 그 다음 왼발 큐반 브레이크(여자는 오른발 큐반 브레이크) 춘다, 이어서 오른발 큐반 브레이크(여자는 왼발 큐반 브레이크)를 춘다. 다음, 레프트 사이드 포지션에서 뉴욕을 시작한다. 그리고 왼쪽으로 스팟 턴이나 스위치 턴을 한다.(여자는 오른쪽으로)

Q.98 **Give the beat value of each step of the** Cuban **Break followed by the** Split Cuban Break

1/2. 1/2. 1/2. 1/2. 1/2. 1/2. 1
1/2. 1/2. 1. 1/2. 1/2. 1.

Q.98 **큐반 브레이크에 이어서 스플릿 큐반 브레이크를 출 때 각 스텝의 박자 값을 말하시오.**

1/2. 1/2. 1/2. 1/2. 1/2. 1/2. 1
1/2. 1/2. 1. 1/2. 1/2. 1.

Q.99 **Explain the first five steps of the** chase

Man - LF forward in line with RF, then turn 1/2 R to end with LF back in Tandem Position, with Lady behind(2). Close RF to LF without weight(3). Forward Lock in Tandem Position with Lady

following behind, RLR(4&1)
(Lady is dancing 1-5 of the Open Basic Movement)

Q.99 체이스의 처음 다섯 스텝을 설명하시오.

남자- 오른발의 일직선상에 왼발을 앞으로 딛고, 오른쪽으로 1/2턴을 하여 여자가 남자 뒤에 있는 탠덤 포지션에서 왼발을 뒤에 놓는 상태로 끝낸다(2). 체중 없이 오른발을 왼발에 모은다(3). 여자가 뒤에 따라오는 탠덤 포지션으로 포워드 락(오른발 왼발 오른발)을 춘다(4&1). (여자는 오픈 베이직 무브먼트의 스텝 1-5를 한다.)

Q.100 Give the Lady's amount of turn on the last three steps of the chase (steps 18-20)
3/8 R on 18 ; 1/8 R on 19 ; no turn on 20

Q.100 체이스의 마지막 세 스텝(스텝 18-20)에서 여자의 턴 양을 말하시오.
스텝 18에서 오른쪽으로 3/8턴 ; 스텝 19에서 오른쪽으로 1/8턴 ; 스텝 20에서는 노 턴.

제 4 장 FELLOW
펠로우

Q.101　Could the Man use an alternative chasse on steps 3-5 of the Advanced Hip Twist?
Yes, he may use a Ronde Chasse

Q.101　어드벤스트 힙 트위스트의 스텝 3-5에서 변형 샤세 남자가 사용할 수 있는가?
있다. 론데 샤세를 사용할 수도 있다.

Q.102　Is there an alternative for the Lady?
Yes, she may dance a Twist Chasse

Q.102　여자를 위한 변형 샤세가 있는가?
있다. 트위스트 샤세를 할 수도 있다.

Q.103　Are these alternatives danced simultaneously by Man and Lady?
They may be danced individually or at the same time

Q.103　여자와 남자가 이런 변형 샤세를 동시에 할 수 있는가?
동시에 또는 각각 할 수도 있다.

Q.104 **What is the Man's** foot position **on the** chasse **preceding the** Advanced Hip Twist?

RF forward in line with LF towards Lady's R side, to chasse RLR

Q.104 어드벤스트 힙 트위스트 추기 이전 샤세에서 남자의 풋 포지션은?

여자의 오른쪽 옆을 향해서 왼발의 일직선상에 오른발을 앞으로 디디면서, 샤세(오른발 왼발 오른발)를 한다.

Q.105 **In Rumba we may dance an Alemana with R to R Hand Hold as an entry to the** Advanced Hip Twist. **May this method be used in the Cha Cha Cha?**

Yes. The R Hand Hold would then be retained until step 7, when L to R Hand Hold would be achieved

Q.105 룸바에서 어드벤스트 힙 트위스트로 들어가는 도입 부분으로 오른손-오른손 홀드로 알레마나를 할 수도 있다. 차차차에서도 이와 같이 할 수 있는가?

있다. 스텝 7까지 오른손 홀드를 유지하고 나서 왼손-오른손 홀드를 하면 된다.

Q.106 As Man give the foot positions for the Hip Twist Spiral

LF forward in Right Side Position(2) ; Transfer weight to RF(3) ; Ronde Chasse ended in Promenade Position LRL(4&1) ; RF back(2) ; Transfer weight to RF(3) ; Forward Lock ended RF diagonally forward in Open Counter Promenade Position RLR(4&1) (Remember you may use step numbers if preferred)

Q.106 힙 트위스트 스파이럴에서 남자의 풋 포지션은?

라이트 사이드 포지션에서 왼발 앞으로(2) ; 오른발에 체중을 옮긴다(3) ; 론데 샤세(왼발 오른발 왼발)를 하고 프롬나드 포지션으로 끝낸다(4&1) ; 오른발을 뒤로 놓는다(2) ; 왼발에 체중을 옮긴다(3) ; 포워드 락(오른발 왼발 오른발)을 한다. 이때, 마지막 스텝에서 오른발을 다이아거널리 포워드로 디디면서 오픈 카운터 프롬나드 포지션에서 끝낸다(4&1).
(좋아한다면, 스텝 번호를 사용해도 된다)

Q.107 What is the Lady dancing on steps 3-5?

The Lady is dancing a Twist Chasse ended diagonally forward in Promenade Position

Q.107 스텝 3-5에서 여자는 어떻게 춤을 추는가?
　　　여자는 트위스트 샤세를 하고 마지막 스텝을 다이아거널리 포워드 방향으로 디디면서 프롬나드 포지션으로 끝낸다.

Q.108 Now give the Lady's amount of turn from step 6 on her Hip Twist Spiral
No turn on 6 ; no turn as she forward on 7, then a complete turn to L on RF as she spirals, 1/8 L on 8, 1/2 to L on 9, 1/8 to L on 10

Q.108 힙 트위스트 스파이럴의 스텝 6부터 여자의 턴 양을 말하시오.
스텝 6에서는 턴이 없다. ; 스텝 7에서도 턴이 없으며 그 후에 스파이럴을 하면서 오른발을 축으로 왼쪽으로 1회전 한다. 스텝 8에서 왼쪽으로 1/8턴. 스텝 9에서 왼쪽으로 1/2턴. 스텝 10에서 왼쪽으로 1/8턴 한다.

Q.109 Describe the lead for the Turkish Towel
　　　1-7 are as Alemana with R to R Hand Hold. 8-10 Lower R arm, gradually taking it behind back to lead Lady behind back to L side. On 10 take L to L hand hold, slightly to L side at hip level. Now in

L Shadow Position with Lady behind. L arm slightly forward on 11. R arm slightly to R on 12. On 13-15 gradually reverse arm positions to lead Lady to R side behind back. End with L arm behind back, R hand slightly to side. Now in R shadow Position with Lady behind. R arm slightly forward on 16. L arm slightly to L on 17. On 18-20 gradually reverse arm positions again to lead Lady behind back to L side. End in L Shadow Position with Lady behind. 21-25 lead as 11-15, but release L Hand Hold on step 23, taking the R arm down and forward on 25 to lead Lady more forward to Right Side Position, then turn her strongly to L with R hand, immediately releasing hold. End in Open Position, taking required hold on 1 of the following figure

Q.109 터키쉬 타올의 리드를 설명 하시오.
오른손-오른손 홀드로 알레마나 스텝 1-7을 한다. 스텝 8-10에서 오른팔을 낮추고 점차적으로 등 뒤로 가져가면서 여자가 등 뒤에서 왼쪽으로 가도록 리드한다. 스텝 10에서 왼손-왼손 홀드를 한다. 손은 힙 위치에서 약간 왼쪽 옆으로 한다. 이제 여자가 뒤에 있는 쉐도우 포지션이 된다. 스텝 11에서 왼팔을 약간 앞으로 한다. 스텝 12에서 오른팔을 약간 오른쪽으로. 스텝 13-15에서 점차적으로 팔을 반대 방향으로 움직여서 등 뒤에서 오른쪽으로 여자를 리드하여 왼팔이 등 뒤에 있는 상태에서 끝낸다. 오른손을 약간 옆으로 하여 이제 여자가 뒤에 있는 라이트 쉐도우 포지션이 된다. 스텝 16에서 오른팔을 약간 앞으로 한다. 스텝17에서 왼팔을 약간 왼쪽으로 한다. 스텝 18-20에서 점차적으로 다시 팔 위치를 반대 방향으로 만들어 여자를 등 뒤에서 왼쪽으로 가도록 리드한다. 이제 여자가 뒤에 있는 레프트 쉐도우 포지션이 된다. 스텝 21-25는 스텝 11-15처럼 한다. 그러나 스텝 23에서 왼손 홀드를 풀어준다. 그리고 스텝 25에서 오른팔을 밑으로 그리고 앞으로 한다. 여자가 라이트 사이드 포지션으로 오도록 좀 더 앞으로 리드한다. 그 다음 오른손으로 여자를 강하게 왼쪽으로 턴을 시킨 뒤, 즉시 홀드를 푼다. 다음 피겨의 처음 스텝에서 필요한 홀드를 하면서 오픈 포지션에서 끝낸다.

Q.110 What is the Lady's foot position when the Man has lead her to Right Side Position on step 25?

RF forward and slightly to side, then turn on RF, allowing LF to cross in front without weight as in Spiral

Q.110 스텝 25에서 남자가 여자를 라이트 사이드 포지션으로 리드할 때, 여자의 포지션은 무엇인가?

오른발을 앞으로 그리고 조금 옆으로 딛는다. 그 다음 오른발을 축으로 턴을 하면서 왼발이 스파이럴처럼 체중 없이 앞에서 교차하도록 한다.

Q.111 **What are the alternative holds for the Turkish Towel?**

1- When the Double Hand Hold is achieved on step 10, slightly raise R arm and lower L arm. These arm positions are reversed over steps 13-15, and reversed again over 18-20. Release hold with L hand on step 23 and continue as before

2- A one Hand Hold(R to R) may be used for steps 1-25, in which case Man would not take his L hand behind his back.

Q.111 터키쉬 타올의 변형 홀드는 무엇인가?

1- 스텝 10에서 더블 핸드 홀드를 할 때 오른팔을 약간 위로 올리고 왼팔은 내린다. 이런 팔 자세가 스텝 13-15에서는 반대가 되며, 스텝 18-20에서 다시 반대가 된다. 스텝 23에서 왼손으로 홀드를 풀고 계속 전처럼 한다.

2- 한 손 홀드(오른손-오른손)가 스텝 1-25에서 사용된다.

이 경우에는 남자가 그의 등 뒤로 왼손을 잡지 않는다.

Q.112 What is the position of the arms on step 5 of the Sweetheart?

Man is holding Lady's R hand in his R hand and her L hand in his L hand, Both arms are raised, hands to side at approximately eye level

Q.112 스윗하트의 스텝 5에서 팔 위치는?

남자는 오른손으로 여자의 오른손을 잡는다. 그리고 왼손으로 여자의 왼손을 잡는다. 양팔을 모두 올린다. 대략 눈높이에서 손을 옆으로 한다.

Q.113 Give the Lady's foot positions on each chasse for the Sweetheart

3-5 are a Forward Lock to end RF back and slightly to side in Right Side Position. 8-10 are a Side Chasse ended LF back and slightly to side in Left Side Position. 13-15 are a Side Chasse ended RF back and slightly to side in Right Side Position. 18-20 may be a Forward Lock or Forward Runs. 23-25 may be a Backward Lock or Backward Runs. 28-30 is a chasse taken side and slightly back to end with LF back in Fan Position

Q.113 스윗하트의 각 샤세에서 여자의 풋 포지션을 말하시오.

스텝 3-5에서 포워드 락 샤세를 추면서 오른발을 뒤로 그리고 조금 옆으로 놓고 라이트 사이드 포지션에서 끝낸다. 스텝 8-10에서 사이드 샤세를 추면서 왼발을 뒤로 그리고 약간 옆으로 놓고 레프트 사이드 포지션에서 끝낸다. 스텝 13-15에서 사이드 샤세를 추면서 오른발을 뒤로 그리고 약간 옆으로 놓고 라이트 사이드 포지션으로 끝낸다. 스텝 18-20에서 포워드 락 샤세 또는 포워드 런 샤세를 춘다. 스텝 23-25에서 백워드 락 샤세 또는 백워드 런 샤세를 춘다. 스텝 28-30에서 옆으로 그리고 조금 뒤로 샤세를 추고 샤세의 마지막 스텝인 왼발을 뒤로 놓고 팬 포지션에서 끝낸다.

Q.114 Is there an alternative hold for the Sweetheart?

Yes. Right Shadow Hold may be achieved on steps 3-5(L to L Hand Hold with R hand on Lady's back). This hold is retained for 6 and 7 and gradually changed to Left Shadow Hold over 8-10 (R to R Hand Hold with L hand on Lady's back). This hold is retained for 11 and 12 and gradually changed to Right Shadow Hold again over 13-15. Retain this hold changing to L to R Hand Hold on 28

Q.114 스윗하트에서 변형 홀드가 있나요?
있다. 스텝 3-5에서 라이트 쉐도우 홀드를 할 수 있다.(오른손은 여자의 등에 놓고 왼손-왼손 홀드를 한다). 스텝 6과 7에서도 이 홀드는 계속 유지된다. 그리고 스텝 8-10에서 점차적으로 레프트 쉐도우 홀드로 바꾼다(왼손은 여자의 등에 놓고, 오른손-오른손 홀드를 한다.). 이 홀드를 스텝 11과 12에서 계속 유지한다. 그리고 점차적으로 스텝 13-15에서 다시 라이트 쉐도우 홀드로 바꾼다. 이 홀드를 스텝 28에서 왼손-오른손 홀드로 바꿀 때까지 유지한다.

Q.115 What do the Man's steps 6 and 7 of Follow My Leader resemble?
1.2 of Natural Top

Q.115 팔로우 마이 리더의 스텝 6과 7에서 남자의 스텝은 어떤 것과 닮았나?
내츄럴 탑의 스텝 1과 2.

Q.116 Give the Man's amount of turn on Follow My Leader
No turn on 1-5 ; 3/8 to R over 6 and 7 ; 1/4 to R over 8-10 ; 3/8 to L over 11 and 12; 3/8 to L over

13-15 ; 3/8 to R over 16 and 17 ; 3/8 to R over 18-20 ; 3/8 to L over 21 and 22 ; 3/8 to L over 23-25. No further turn

(Remember, as always, to dance the figure when explaining the amount of turn)

Q.116 **팔로우 마이 리더에서 남자의 턴 양을 말하시오.**
스텝 1-5에서는 턴 하지 않는다 ; 스텝 6과 7에서는 오른쪽으로 3/8턴 ; 스텝 8-10에서 오른쪽으로 1/4턴 ; 스텝 11과 12에서 왼쪽으로 3/8턴 ; 스텝 13-15에서 왼쪽으로 3/8턴 ; 스텝 16과 17에서 오른쪽으로 3/8턴 ; 스텝 18-20에서 오른쪽으로 3/8턴; 스텝 21과 22에서 왼쪽으로 3/8턴 ; 스텝 23-25에서 왼쪽으로 3/8턴 ; 더 이상의 턴은 없다. (항상 턴 양을 말할 때는 춤을 춰야 하는 것을 잊지 마시오.)

Q.117 **How does the Man lead the Lady to follow behind his back on step 9?**
By giving the Lady's hand a very slight pull with his L hand which is behind his back, and then releasing hold

Q.117 스텝 9에서 남자는 여자가 그의 등 뒤로 따라 오도록 어떻게 리드하는가?

등 뒤에 있는 왼손으로 살짝 여자의 손을 잡아당기고 나서 홀드를 풀어준다.

Q.118 Steps 8-25 have a "figure of eight" pattern. Is the circumference of the circle the same for Man and Lady?

No. When turning to R the Man takes slightly smaller steps. The Lady is following him so her circle is larger. When turning L the roles are reversed; therefore the Lady's steps and circle are slightly smaller. (This is important in order to maintain the correct Tandem Position)

Q.118 스텝 8-25은 "숫자 8의 모양"의 패턴을 가지고 있다. 남자와 여자 모두가 똑같은 크기의 원주위를 도는가?

아뇨. 오른쪽으로 턴을 할 때 남자는 여자보다 조금 적은 보폭을 사용한다. 여자가 남자를 따라가므로 여자의 원이 조금 크다. 왼쪽으로 돌 때는 역할이 반대가 된다. 그러므로 여자의 원과 스텝은 남자보다 조금 더 적다. (정확한 탠덤 포지션을 유지하기 위해서는 이것이 중요하다.)

Q.119 Is it necessary to commence the Follow My Leader in Open Position?

No. It may be preceded by steps 1-10 of a Natural Top, commencing the Follow My Leader from the sixth step

Q.119 오픈 포지션에서 팔로우 마이 리더를 시작하는 것이 필요한가?

아뇨. 내츄럴 탑 스텝 1-10을 한 후에 시작한다. 이 때는 팔로우 마이 리더 6번째 스텝부터 시작한다.

Q.120 Where does the Lady make most of her turn as she spins "solo" on steps 28 and 29?

Most of her turn is made on her RF on step 28

Q.120 스텝 28과 29에서 여자가 "혼자" 스핀을 할 때 어디서 대부분의 턴을 하는가?

여자 턴의 대부분은 스텝 28의 오른발에서 한다.

Q.121 Is it necessary for Lady to end with her LF to side?

No, she could step back, depending on the proximity of the couple

Q.121 여자가 왼발을 옆으로 놓고 끝내는 것이 필요한가?

아뇨. 커플의 근접거리에 따라서 여자는 뒤로 스텝을 할 수도 있다.

Q.122 Is there an alternative finishing position for the Fallow My Leader?

Yes. On the last three steps the couple may dance a Forward Lock towards partner's R side to regain normal hold. Follow with on Advanced Hip Twist or Hip Twist Spiral

Q.122 팔로우 마이 리더의 변형 마무리 포지션이 있는가?

있다. 마지막 3 스텝에서 남자 여자 모두 상대방의 오른쪽으로 포워드 락 스텝을 하고 정상 홀드를 한다. 그 후 어드벤스트 힙 트위스트 또는 힙 트위스트 스파이럴을 한다.

Q.123 Name the four syllabus methods of Changing Feet

Method 1- From Open Position to Right Side or Right Shadow Position

Method 2- From Right Side or Right Shadow Position to return to Open Position

Method 3- From Open Position to Right Side or Right Shadow Position

Method 4- From Right Side or Right Shadow Position to return to Open Position

Q.123 발 바꾸기 4가지 방법을 말하시오.

방법 1- 오픈 포지션에서 라이트 사이드나 라이트 쉐도우 포지션으로

방법 2- 라이트 사이드나 라이트 쉐도우 포지션에서 오픈 포지션으로 돌아가기

방법 3- 오픈 포지션에서 라이트 사이드나 라이트 쉐도우 포지션으로

방법 4- 라이트 사이드나 라이트 쉐도우 포지션에서 오픈 포지션으로 돌아가기

Q.124 Which of these Foot Changes start with normal opposite foot to that of partner, and which start with the same foot as partner?
Methods 1 and 3 start with normal opposite foot and Methods 2 and 4 start with the same foot as partner

Q.124 이 발 바꾸기 방법 중 어느 방법이 파트너의 발과 반대 발로 시작하는가? 그리고 어느 것이 파트너와 같은 발로 시작하는가?
방법 1과 3은 반대 발로 시작하고, 방법 2와 4는 파트너와 같은 발로 시작한다.

Q.125 Could Methods 1 and 3 end in a different position in relation to partner?
Yes. They could both end in Tandem Position with Lady behind Man

Q.125 방법 1과 3은 파트너와 다른 자세로 끝낼 수 있는가?
있다. 여자가 남자의 뒤에 있는 상태의 탠덤 포지션으로 끝낼 수 있다.

Q.126 What differences occur for the Man when ending Method 1 in Tandem Position**?**

The Man will step straight forward towards the Lady on steps 3 and 4 of his Foot Change, to end with LF back ; he will then be in Tandem Position with the Lady behind him

Q.126 탠덤 포지션에서 방법 1을 끝낼 때, 남자에게 어떤 차이점이 생기는가?

남자는 풋 체인지 스텝 3과 4에서 여자 쪽으로 스텝을 똑바로 내딛고 즉시 턴을 하여 왼발이 뒤에 있는 상태로 끝낸다. ; 이 때, 여자가 남자 뒤에 있는 상태에서 탠덤 포지션이 된다.

Q.127 Do you know a simple Foot Change for achieving Tandem Position?

Yes, the method as described at the beginning of the Chase

Q.127 탠덤 포지션을 만들 수 있는 단순한 풋 체인지를 알고 있나요?

예. 체이스의 처음 부분에서 언급한 것과 같은 방법으로 한다.

Q.128 Which syllabus figures may be used with Man Lady starting with the same foot as each other?

Closed Basic Movement making no turn ; Open Basic Movement ; Spot or Switch Turns ; Three Cha Cha Chas Forward or Back ; Forward or Backward Runs ; Time Steps(with or without Guapacha timing) ; Cuban Break ; Split Cuban Break

Q.128 남녀 각각 똑같은 발로 시작할 때는 어떤 피겨가 사용되는가?

턴 없이 하는 클로즈드 베이직 무브먼트 ; 오픈 베이직 무브먼트 ; 스팟 턴이나 스위치 턴 ; 쓰리 차차차 포워드 또는 백 ; 포워드 또는 백워드 런 ; 타임 스텝(와파차 타이밍을 하거나 또는 하지 않거나) ; 큐반 브레이크. 스플릿 큐반 브레이크.

Q.129 How can you make the Closed Basic more interesting when commenced with same foot as partner?

The LF Chasse could be replaced with a Ronde Chasse and the RF Chasse could be replaced with a Twist Chasse

Q.129 파트너와 같은 발을 사용하여 클로즈드 베이직을 시작할 때, 어떻게 해야 더 재미있게 할 수 있는가?

왼발 샤세를 론데 샤세로, 오른발 샤세를 트위스트 샤세로 한다.

부 록

1. 힙무브먼트(Hip movement)의 종류

1. 세틀링(Settling) : 무릎을 편발에 체중을 이동시킨다. 세틀링과 동시에 로테이션이 일어난다.
2. 레터럴(Lateral) : 약한 로테이셔널 힙무브먼트를 사용해서 힙을 좌우로 움직이는 것. 쿠카라차(Cucaracha)에서 사용된다.
3. 로테이셔널(Rotational) : 척주를 중심축으로 하여, 힙을 돌리는 (Rotating) 기술이다. 댄스에서 척주(Spine Column)는 머리에서 미추까지를 가리킨다.
4. 트위스팅(Twisting) : 힙에서만 턴이 일어나는 동작이다. 클로우즈드 힙트위스트(Closed Hip Twist) 여자 세 번째 스텝에서 사용된다.

2. 홀드(Hold)의 종류

1. 왼손-오른손 (L-R) : 남자 왼손으로 여자 오른손을 잡는다.
2. 오른손-오른손(R-R) : 남자 오른손으로 여자 오른손을 잡는다. 핸드쉐이크 홀드(Hand Shakes Hold)라고도 한다.
3. 노우 홀드(No Hold) : 양손을 모두 잡지 않는다.
4. 더블홀드(Double Hold) : 양손을 모두 잡는다. 이때, 서로 교차해서 잡으면 크로스 홀드(Cross Hold)라고 한다.
5. 커들홀드(Cuddle Hold) : 남자가 여자 뒤에 서서 오른팔로 여자의 등을 감싸면서, 여자의 가슴 아래쪽에서 오른손으로 여자의 왼손을, 왼손으로는 여자의 오른손을 잡는다. 이때 여자는 오른팔을 왼팔 위로 교차한다.

3. 풋포지션(Footposition)의 종류

1. 왼발 앞으로(LF Fwd) : 왼발을 오른발 앞으로 딛는다. 두 개의 트랙이다.
2. 왼발 뒤로(LF Back) : 왼발을 오른발 뒤에 놓는다. 두 개의 트랙이다
3. 왼발 옆으로(LF to side) : 왼발을 오른발 옆으로 나란히 놓는다.
4. 왼발 옆으로 그리고 조금 뒤로(LF to side and slightly back) : 왼발을 오른발 옆 일직선에서 약간 뒤로 놓는다.
5. 왼발 옆으로 그리고 조금 앞으로(LF to side and slightly fwd) : 왼발을 오른발 옆 일직선에서 조금 앞으로 딛는다.
6. 왼발 앞으로 그리고 조금 옆으로(LF to fwd and slightly side) : 왼발을 오른발 앞으로 디딘 후 다시 조금 옆으로 딛는다.
7. 왼발 뒤로 그리고 약간 옆으로(LF to back and slightly side) : 왼발을 오른발 뒤로 놓은 후 조금 옆으로 놓는다.
8. 왼발 다이아거널리 포워드(LF to diagonally fwd) : 왼발을 오른발 기준으로 45도 대각선 방향 앞으로 딛는다.
9. 왼발 다이아거널리 백(LF to diagonally back) : 왼발을 오른발 기준으로 45도 대각선 방향 뒤로 놓는다.

4. 풋워크(Foot Work)의 종류

1. 토우(Toe) T : 발가락. 발 앞꿈치
2. 힐(Heel) H : 발뒤꿈치
3. 볼(Ball) B : 엄지발가락 아래쪽에 있는 도톰한 부분
4. 인사이드 에쥐 오브 볼(Inside edge of Ball) I/E of B : 볼의 안쪽 모서리
5. 아웃사이드 에쥐 오브 볼(Outside edge of Ball) O/E of B : 볼의 바깥쪽 모서리

6. 인사이드 에쥐 오브 토우(Inside edge of Toe) I/E of T : 발가락 안쪽 모서리
7. 아웃사이드 에쥐 오브 토우(Outside edge of Toe) O/E of T : 발가락 바깥쪽 모서리
8. 홀 푸트(Whole Foot) WF : 발바닥 전체

5. 리드(Leads)의 종류

1. 체중이동(Weight changes) : 여자가 남자의 체중이동을 따라간다.

2. 피지컬(Physical) : 남자의 팔에 톤(tone)을 증가시켜 그 힘이 팔을 타고 여자에게 전달하여 리드하는 방법이다. 텐숀이라고도 한다.

3. 세이핑(Shaping) : 시계방향(Clock-wise) 또는 시계반대방향(Anticlock-wise)으로 턴을 시킨다.

4. 비주얼(Visual) : 홀드 없이 여자가 남자의 스텝을 흉내 낸다.

Questions & Answers 질문과 해답
Latin American - ChaChaCha
라틴댄스 편 - 차차차

| 2006년 | 12월 | 1일 | 인쇄 |
| 2006년 | 12월 | 12일 | 발행 |

지 음 : Elizabeth Romain 엘리자베스 로메인
옮 김 : 김 재 호
발행인 : 임 정 배
발행처 : 정음미디어 / DSI Korea
등록일 : 2006년 6월 26일
등 록 : 제 320-2006-52호

주소   서울시 관악구 봉천동 877-1
전화 (代) 02-871-4107   FAX 02-872-5229

정가 13,000원

ISBN   89-958464-9-6   93680